PROJET D'ORGANISATION

DE LA

DÉFENSE SANITAIRE EN CAS D'ÉPIDÉMIE DE CHOLÉRA

MENAÇANT LA FRONTIÈRE DU NORD ET DE L'EST

par M. le Dr Paul FAIVRE,

inspecteur général adjoint des services sanitaires.

Dans son avant-projet d'un « plan de défense sanitaire contre l'invasion possible du choléra d'Allemagne en France en 1906 », M. l'inspecteur général Chantemesse a exposé dans leurs grandes lignes les mesures destinées à empêcher la propagation de la maladie au cas où elle menacerait de nouveau la France. Nous examinerons dans le présent rapport les conditions dans lesquelles ces mesures seraient appliquées sur notre frontière du nord et de l'est.

Cette frontière délimitée le plus souvent par des champs, des chemins ou des ruisseaux, est en quelque sorte virtuelle ; on ne saurait donc y établir contre le choléra une barrière au sens absolu du mot. Il est en effet bien évident que si la maladie sévissait dans un village belge ou allemand limitrophe de notre territoire, elle aurait autant de chances de gagner le village français le plus proche qu'elle en aurait, étant entrée en France, de s'étendre à une agglomération voisine.

Cette considération doit être rappelée parce qu'elle précise le but que s'efforcerait d'atteindre le cas échéant l'administration sanitaire et les moyens qu'elle aurait à employer, à savoir : dépister par la *surveillance* les personnes susceptibles de propager la maladie ; les mettre dans l'impossibilité de nuire par *l'isolement* et la *désinfection*.

La surveillance serait exercée, non seulement par des médecins civils et militaires, mais par tous ceux qui détiennent une parcelle

RÉPUBLIQUE FRANÇAISE

MINISTÈRE DE L'INTÉRIEUR

DIRECTION DE L'ASSISTANCE ET DE L'HYGIÈNE PUBLIQUES

PROJET D'ORGANISATION

DE LA

DÉFENSE SANITAIRE EN CAS D'ÉPIDÉMIE DE CHOLÉRA

MENAÇANT LA FRONTIÈRE DU NORD ET DE L'EST

PAR

M. le Dr Paul FAIVRE,

INSPECTEUR GÉNÉRAL ADJOINT DES SERVICES SANITAIRES

EXTRAIT du tome XXXVI (année 1906) du Recueil des actes officiels et documents intéressant l'hygiène publique : travaux du Conseil supérieur d'hygiène publique de France.

MELUN

IMPRIMERIE ADMINISTRATIVE

1907

RÉPUBLIQUE FRANÇAISE

MINISTÈRE DE L'INTÉRIEUR

DIRECTION DE L'ASSISTANCE ET DE L'HYGIÈNE PUBLIQUES

PROJET D'ORGANISATION

DE LA

DÉFENSE SANITAIRE EN CAS D'ÉPIDÉMIE DE CHOLÉRA

MENAÇANT LA FRONTIÈRE DU NORD ET DE L'EST

PAR

M. le Dr Paul FAIVRE,

INSPECTEUR GÉNÉRAL ADJOINT DES SERVICES SANITAIRES

EXTRAIT du tome XXXVI (année 1906) du Recueil des actes officiels et documents intéressant l'hygiène publique : travaux du Conseil supérieur d'hygiène publique de France.

MELUN
IMPRIMERIE ADMINISTRATIVE

1907

d'autorité administrative, commissaires spéciaux de police, gendarmes, douaniers, agents des ponts et chaussées et même des compagnies de chemin de fer; l'isolement serait assuré au moyen de postes sanitaires placés sous une direction médicale; la désinfection, rendue aussi efficace que possible, serait limitée aux cas confirmés ou suspects mais strictement appliquée.

C'est à ce point de vue que l'organisation projetée qui comporte le concours de médecins de l'armée, c'est-à-dire de médecins exclusivement affectés aux principaux postes sanitaires et disposant d'un matériel approprié, réaliserait sur l'organisation similaire de 1892 une amélioration considérable. *Ces postes constitueraient autant de centres, de points d'appui sanitaires, vers lesquels convergeraient les informations concernant les régions avoisinantes, et qui assureraient des secours immédiats et suffisants non seulement aux voyageurs malades, mais aux personnes habitant la localité ou des localités voisines. Car, dans la plupart des agglomérations de la frontière, dans des petites villes même, il n'existe pas d'hôpitaux permettant de réaliser l'isolement des contagieux et l'assistance médicale n'est donnée qu'à domicile.*

Ainsi comprise, l'action administrative apparaît plus large, plus rationnelle que celle qui s'exercerait exclusivement à l'égard des personnes circulant en chemin de fer ou arrivant par cours d'eau et qui se traduirait surtout par la désinfection presque toujours illusoire du linge sale (illusoire en raison des conditions insuffisantes dans lesquelles elle est effectuée), ou la distribution automatique de passeports sanitaires. Ces pratiques de pure forme occasionnent aux voyageurs des retards, parfois même un préjudice matériel que ne compense pas un profit certain pour la santé publique.

C'est aux points de pénétration principaux, par les voies ferrées, les cours d'eau et les routes que les mesures de prophylaxie doivent être surtout assurées. Il y a intérêt à bien déterminer ces points; il n'y en a pas moins à savoir quelles régions plus ou moins éloignées des États voisins ils mettent en relations avec notre propre pays, car la connaissance exacte des communications entre la France et les localités contaminées permettrait de régler le fonctionnement du service de telle manière que des postes soient établis et la surveillance exercée dans les endroits seulement qui, de près ou de loin, seraient menacés.

Une des caractéristiques du service doit être sa souplesse à s'adapter aux conditions résultant de l'épidémie, conditions qu'il n'est pas possible de prévoir. Il serait fâcheux d'immobiliser à grands frais sur certains points peu ou pas menacés un personnel et un matériel à peu près inutilisés, alors que d'autres ne seraient pas protégés suffisamment. Il importe donc que les postes puissent être rapidement installés dans les localités prévues, voire même, s'il le fallait, dans d'autres encore, et qu'ils puissent être augmentés ou réduits suivant les besoins. L'administration supérieure devra exercer à cet égard un contrôle attentif et surveiller d'une manière permanente le fonctionnement de tous les postes. C'est le seul moyen d'obtenir que ce fonctionnenent soit sérieux, régulier et homogène.

Nous allons examiner:

1° les conditions générales de fonctionnement du service;

2° les points de pénétration principaux sur la frontière française du nord et de l'est.

I. — Conditions générales de fonctionnement du service

Postes sanitaires. — Nous appellerons « poste sanitaire » toute organisation temporaire ayant pour but la surveillance sanitaire des voyageurs, l'isolement des suspects, le traitement des malades et la désinfection de tout objet susceptible de propager une maladie épidémique.

Suivant qu'il permettrait la réalisation plus ou moins complète de ces desiderata, le poste sanitaire rentrerait dans l'une des trois catégories suivantes :

Le poste de premier ordre comprendrait : 1° pour la partie médicale, deux médecins militaires (dont un seul pourrait selon les besoins être appelé au début) assistés ou non de médecins civils ou d'étudiants, trois infirmiers militaires, une infirmière, un mécanicien chargé de la conduite de l'étuve et un chauffeur; 2° pour la partie administrative, un commissaire spécial de police, chef du service administratif, des secrétaires et, s'il y avait lieu, des interprètes pour le flamand, l'allemand et le russe.

Le matériel se composerait de deux grandes baraques Dœcker, ou seulement d'une grande et d'une petite (ce nombre pouvant à la rigueur être augmenté), d'une étuve à désinfection et, (sauf emploi désirable d'appareils plus perfectionnés) de pulvérisateurs ainsi que d'un matériel sommaire de bactériologie.

Le poste de deuxième ordre comprendrait : 1° pour la partie médicale : un médecin militaire, assisté ou non de médecins civils, ou des médecins civils assistés ou non d'un étudiant, deux infirmiers militaires ou civils dont l'un spécialement chargé de la désinfection (1), éventuellement une infirmière; 2° pour la partie administrative : un commissaire spécial de police ou un agent des douanes, chef du service administratif, un ou plusieurs secrétaires et s'il y avait lieu des interprètes.

Le matériel se composerait d'une ou deux baraques Dœcker, si possible d'une étuve à désinfection et (sauf emploi désirable d'appareils plus perfectionnés) d'un bac de trempage et de pulvérisateurs.

Le poste de deuxième ordre serait donc caractérisé comme le précédent, au moins dans le plus grand nombre des cas, par la présence d'un médecin militaire c'est-à-dire d'un médecin y résidant en permanence et par l'existence d'un matériel approprié, mais il serait moins important et c'est ce qui nous paraît justifier la classification proposée.

Le poste de troisième ordre comprendrait un ou plusieurs médecins civils qui se rendraient aux gares ou aux bureaux de douane des canaux et des routes à des heures déterminées ou sur convocation du chef administratif du poste. Celui-ci serait, soit un adjoint du commissaire spécial de police, soit le plus souvent un receveur ou un vérificateur des douanes ; il ferait lui-même à l'occasion fonction de secrétaire.

Le poste de troisième ordre, créé surtout en vue d'une action de surveillance, ne disposerait pas en principe de locaux d'isolement ni d'appareils de désinfection. Ce n'est que si les circonstances l'exigeaient que l'on pourrait ou le transformer en poste de deuxième ordre, ou isoler des suspects à l'aide de moyens de fortune, tels que

---

(1) Si le poste disposait d'une étuve, un mécanicien et un chauffeur y seraient attachés.

wagons de marchandises placés sur une voie de garage, et désinfecter leurs effets ou bagages.

Nous allons examiner successivement les divers rouages de cette organisation.

Médecins. — La présence des médecins militaires apporterait dans le service un élément de stabilité précieux.

Retenus par leur clientèle, les médecins civils ne peuvent, malgré leur dévouement et leur bonne volonté, donner à l'administration qu'un concours parfois peu régulier; celui qu'elle trouverait chez les médecins militaires serait au contraire permanent. D'autre part il existe des points (peu nombreux il est vrai) où le service de surveillance serait relativement chargé et où il n'y a pas de médecin civil. Sur ces points encore où seraient installés des postes de second ordre, la présence d'un médecin militaire serait des plus utiles.

Ce n'est pas à dire qu'il ne faudrait placer dans les postes de premier et de second ordre que des médecins militaires : le concours des médecins civils devrait être également réclamé : c'est ainsi que dans les gares importantes l'aide-major ne pouvant être présent au passage de tous les trains, il partagerait ce service avec les médecins locaux; toutefois le rôle de chacun serait nettement déterminé.

Ajoutons que les médecins civils éprouveraient certainement du regret s'il n'était pas fait dans une certaine mesure appel à leur concours et que c'est dès maintenant qu'il conviendrait de solliciter par l'intermédiaire des préfets ce concours éventuel.

Quant aux postes de troisième ordre pour lesquels la présence permanente du médecin ne serait pas nécessaire, le service n'y serait assuré que par les praticiens exerçant dans le voisinage.

Les médecins militaires auraient sous leurs ordres les infirmiers et infirmières, les mécaniciens-étuvistes et les chauffeurs; ils assureraient la discipline, la bonne tenue des locaux sanitaires. Mais, tout en remplissant au point de vue technique les fonctions de chef du poste, ils n'auraient pas autorité sur les médecins civils appelés à concourir avec eux au fonctionnement du service, lesquels relèveraient, comme eux-mêmes et comme le commissaire spécial, de l'administration de l'intérieur représentée par son délégué.

Étudiants en médecine. — Il n'est pas aisé de prévoir s'il y aurait lieu de faire appel à des étudiants et dans quelle mesure. En tout cas il ne semble pas qu'il soit utile de s'assurer par avance, comme pour les médecins, de la participation des étudiants au service. Il suffirait de le faire le jour où cela paraîtrait nécessaire.

Commissaires spéciaux de police. — Les commissaires spéciaux à qui serait confiée la direction de la partie administrative seraient plus spécialement chargés de la police des voyageurs qu'ils obligeraient à se soumettre aux mesures prescrites, et de la délivrance des passeports. Ils centraliseraient les renseignements sanitaires fournis par les médecins et les transmettraient au ministère avec ceux qu'ils auraient à établir eux-mêmes. Copie de ces documents serait en même temps adressée au préfet pour information.

Personnel subalterne. — Il n'y a rien à dire des infirmiers militaires. Les infirmières, les secrétaires et les interprètes seraient recrutés autant que possible sur place et, en ce qui concerne ces deux dernières catégories d'auxiliaires de préférence parmi les agents des douanes en activité ou en retraite.

Il importe que toutes ces personnes dont l'administration solliciterait le concours temporaire soient convenablement rétribuées; il n'importe pas moins, afin d'éviter des frais inutiles, que cette rétribution soit proportionnelle au dit concours et que celui-ci prenne fin du jour où le besoin cesserait de s'en faire sentir.

Les étuves seraient dirigées par des mécaniciens que les compagnies de chemin de fer mettraient à la disposition de l'administration sanitaire. Mais ces mécaniciens n'étant pas au courant de ce service spécial, ils devraient recevoir des notions appropriées. Aussi y aurait-il le plus grand intérêt à ce qu'un désinfecteur de la ville de Paris instruit et consciencieux, directement placé sous les ordres du délégué du ministre, fût chargé d'initier les étuvistes improvisés au fonctionnement des appareils et de contrôler les résultats obtenus. Sans cette précaution il serait à craindre que l'on ne fît souvent qu'une désinfection illusoire.

Concours divers. — Comme le concours des agents des douanes, des employés de chemin de fer, des maires et des gardes champêtres des communes frontières serait des plus utiles pour la surveillance à exercer, il conviendrait d'adresser à ces diverses personnes, par l'intermédiaire des autorités dont elles relèvent, des indications sur la participation à l'œuvre sanitaire qui leur serait demandée.

Emplacement des postes sanitaires. — La désignation de ces emplacements présente certaines difficultés dont la principale tient à l'incertitude où se trouve l'administration au sujet de l'établissement des postes sanitaires. Elle ne peut donc s'adresser à des particuliers auxquels il faudrait louer ou acheter leurs terrains et elle doit limiter son choix à ceux qui appartiennent à l'État, aux municipalités ou aux compagnies de chemin de fer. Ces terrains là du moins peuvent être occupés du jour au lendemain, sauf à régler ultérieurement les quelques difficultés susceptibles de se produire, et ils ne sauraient être vendus ou affectés à d'autres usages sans que l'administration en soit prévenue. Mais il devient dès lors très difficile de réaliser toutes les conditions désirables au point de vue de la superficie, de l'isolement et des dégagements. Nous nous sommes, à ces divers points de vue, efforcé d'agir pour le mieux en nous inspirant souvent de ce qui avait été très judicieusement fait en 1892.

Locaux sanitaires. — La question des locaux d'isolement a été résolue de la façon la plus satisfaisante par la mise à la disposition de l'autorité civile des baraques démontables système Dœcker appartenant à l'armée. D'une manière générale les baraques du petit modèle, contenant 8 lits nous semblent se prêter mieux que les grandes au but à atteindre, parce que les quatre catégories d'individus à isoler (suspects ou malades des deux sexes) représentent un nombre important de locaux, relativement au chiffre probable de ces individus. En d'autres termes, comme l'isolement absolu de ces quatre catégories de personnes nécessiterait quatre baraques, il est préférable de choisir celles dont les dimensions sont les plus réduites. D'autre part les emplacements mis à la disposition de l'administration étant le plus souvent exigus, c'est encore un motif de préférer les petites baraques aux grandes. Mais il faut compter avant tout avec les ressources dont disposera le ministère de la guerre et, comme il est probable que le nombre des grandes baraques prêtées par lui, sera supérieur à celui des petites, il faudra diviser ces baraques par des cloisons.

Il nous paraît que s'il conviendrait de ne créer des postes qu'au fur et à mesure des besoins, il serait non moins sage de ne pas leur donner de suite tout le développement qu'ils sont susceptibles d'acquérir. Un des grands avantages du concours prêté par le ministère de la guerre est précisément que l'on peut se procurer progressivement et rapidement le matériel nécessaire, de même que l'on peut augmenter successivement le personnel. Il serait donc préférable de ne doter tout d'abord les postes sanitaires de premier ordre que de deux baraques et les postes de second ordre d'une seule.

A la gare de Feignies il n'y aurait pas besoin de baraques Dœcker, la Compagnie du Nord mettant à la disposition du service un bâtiment qui réalise d'une manière convenable les conditions voulues.

A Delle l'administration sanitaire disposerait de la baraque édifiée en 1892, mais celle-ci ne serait pas suffisante en raison des besoins particuliers auxquels peut donner lieu le passage dans cette gare de nombreux émigrants.

L'administration aurait en outre à édifier des constructions légères pour recevoir les étuves. Comme il importe que ces constructions soient élevées d'une manière rapide, économique et pratique, il y aurait intérêt à faire établir par un architecte un plan qui serait approuvé par l'administration et qui, reproduit à un nombre suffisant d'exemplaires et accompagné des indications voulues, serait adressé au moment opportun au commissaire spécial. Celui-ci le ferait exécuter et, lorsque l'étuve arriverait, elle trouverait un abri préparé et pourrait être mise immédiatement en fonctionnement.

Matériel de désinfection. — Outre les étuves mobiles, ce matériel comprendrait des pulvérisateurs et des bacs de trempage.

L'administration, semble-t-il, pourrait consulter la commission chargée de l'examen des appareils présentés au ministère de l'intérieur en vue de l'application de la loi du 15 février 1902, pour savoir si elle n'estimerait pas qu'il existât, parmi ceux qu'elle a eu à examiner, un ou plusieurs appareils susceptibles d'être utilisés avec avantage pour la désinfection des locaux où auraient séjourné les individus atteints ou suspects de choléra, wagons, cabines de bateaux, etc. Ces appareils pourraient être loués ou, s'il le fallait, achetés.

Évacuation des matières fécales. — Les matières fécales seraient désinfectées non seulement dans les vases où elles seraient reçues mais dans les tinettes ou seaux hygiéniques de grand modèle dont seraient munies les baraques Dœcker. Dans ces conditions, il ne semble pas qu'il y ait lieu d'installer des fosses étanches au voisinage des postes. Les matières n'étant plus susceptibles de propager la maladie, pourraient être transportées dans les fosses les plus voisines qui seraient elles-mêmes désinfectées.

Fonctionnement du service sur les chemins de fer. — Cette organisation serait dans ses grandes lignes semblable à celle de 1892. A la station frontière, les voyageurs descendraient du train (même s'ils n'y étaient pas tenus pour la visite de la douane qui, de plus en plus, est faite dans les wagons en ce qui concerne les personnes sans bagages) et défileraient individuellement devant le médecin. Il y a deux façons de procéder à ce défilé : le médecin peut se placer à l'entrée de la salle de visite de la douane et y laisser pénétrer un à un les voyageurs. Cette manière de faire a l'inconvénient d'obliger ces voyageurs à stationner par tous les temps sur le quai de la gare et de ne pas permettre à ceux qui n'ont pas de bagages de passer les premiers et de diminuer ainsi l'encombrement. La seconde manière qui consiste à laisser pénétrer tous les voyageurs dans la salle de visite et à les examiner à la sortie, présente au contraire ce double avantage de les mettre en hiver à l'abri du froid et de donner à ceux que ne retient pas l'ouverture de leurs malles la possibilité de se présenter les premiers devant le médecin. Quant aux personnes dans les colis desquelles on trouverait du linge, non pas seulement porté mais souillé de matières fécales, elles seraient immédiatement signalées par les agents des douanes au médecin qui prendrait à leur sujet et à l'égard de leurs effets telles mesures qu'il jugerait utiles. En tout cas c'est pour ces personnes seulement qu'il y aurait lieu de réserver les mesures de désinfection systématiquement appliquées en 1892.

Il a été question de faire passer la visite médicale dans les trains rapides et d'y faire délivrer les passeports sanitaires auxquels nous consacrerons plus loin un paragraphe spécial. Celà n'est pas possible : sur beaucoup de trains il y a une difficulté matérielle insurmontable tenant à ce que les wagons à couloir ne communiquent pas entre eux. D'autre part on ne saurait obliger les médecins, non plus que les commissaires spéciaux dont le concours serait indispensable pour la délivrance des passeports, à circuler ainsi et à opérer dans des conditions défectueuses et peu dignes.

A cette manière de procéder il faudrait préférer celle qui consisterait à faire subir à tous les voyageurs sans exception, la visite médicale à la frontière mais à ne délivrer aux voyageurs des trains internationaux qu'à leur arrivée à Paris, s'il y a lieu, le passeport sanitaire. Pour ceux qui, d'après leur billet présenté au moment du passage devant le médecin, ne devraient pas venir jusqu'à Paris, c'est également à la frontière que le passeport serait délivré. Il semble, que de cette façon les retards que l'on a eu à regretter en 1892 seraient évités.

En outre de l'examen médical, nous rappelons que tous les agents des compagnies et spécialement les chefs de train seraient invités à exercer une surveillance attentive et à signaler les voyageurs qui auraient manifesté la moindre indisposition.

Voyageurs qui doivent être l'objet d'une surveillance spéciale. — Ce sont les émigrants et les ouvriers agricoles.

Les émigrants (sauf ceux voyageant isolément) n'entrent en France que par les gares de Petit-Croix et de Delle. Les premiers, en très petite quantité, forment quelques groupes isolés; le chiffre des seconds est de 33.000 environ par an. Il est évident que la première précaution à prendre en cas d'épidémie cholérique serait de suspendre l'envoi des émigrants provenant des régions contaminées. Mais cette mesure, tout en diminuant peut-être d'une manière sensible le nombre total de ces voyageurs, n'arrêterait pas le passage de ceux qui viennent de pays non suspects. On ne saurait par exemple s'opposer à l'entrée des italiens ou des monténégrins parce qu'il y aurait du choléra dans la région de Varsovie. Il faudrait donc, à Petit-Croix et plus encore à Delle, renforcer spécialement le service sanitaire. On trouvera plus loin des renseignements complémentaires relatifs au passage des émigrants à Delle.

Indépendamment des mesures exceptionnelles qui seraient prises dans cette dernière gare sous la menace d'une épidémie cholérique. il pourrait y avoir des avantages à instituer dès maintenant une surveillance sanitaire permanente des émigrants.

Contrairement à ce qui se passe pour les émigrants, les ouvriers agricoles ne constitueraient un danger que si l'épidémie sévissait dans les régions voisines de la frontière, principalement en Belgique, dans les Flandres. Il se fait chaque année au printemps (mars), en été (juillet-août) et à l'automne (septembre) un exode considérable de travailleurs des champs qui se rendent dans le nord de la France et jusqu'aux environs de Paris. Ceux qui arrivent en mai et septembre sont appelés surtout par la culture et la récolte des betteraves; ceux qui viennent en juillet-août, par les moissons. La surveillance sanitaire de ces ouvriers agricoles ne présenterait pas de difficulté réelle; ils voyagent par groupe et sont facilement reconnaissables à leur costume et à leur bagage composé d'un double bissac contenant des provisions et des vêtements, qu'ils portent avec eux. Ils seraient retenus dans les gares aussi longtemps qu'il serait nécessaire. Dans le cas où le choléra sévirait en Belgique, on pourrait, sinon leur interdire d'une façon absolue l'entrée de notre territoire, ce qui serait d'une légalité contestable, mais ne les autoriser, à l'exemple de l'Allemagne (1), à n'y pénétrer que par certaines gares où le service serait renforcé en conséquence.

Fonctionnement du service sur les cours d'eau. — Nous indiquerons plus loin à propos de chaque cours d'eau les endroits où devraient être organisés les postes sanitaires. Il n'y aurait qu'un seul poste dans les localités traversées à la fois par un cours d'eau navigable et une voie ferrée; ce poste serait installé au point le plus avantageux et le plus accessible pour répondre aux exigences d'un double service. Les baraquements qui constitueraient l'installation matérielle des postes pourraient en effet être placés sans inconvénients à une certaine distance pourvu que cette distance ne dépassât pas 1.200 à 1.500 mètres, et que le chemin par lequel se feraient les communications entre le lieu d'examen des bateaux et le poste, permît le transport des malades dans des conditions suffisantes d'isolement.

C'est en face des bureaux de douane que seraient faites les inspections sanitaires: les bateaux s'arrêteraient à cet endroit pour subir le contrôle douanier; ils y seraient retenus en attendant que le médecin ait pu se rendre à bord et, afin d'éviter de le déranger

(1) Le gouvernement allemand a pris en 1905 une mesure analogue à l'égard des ouvriers russes.

trop souvent, on ferait stationner tous les bateaux jusqu'à l'heure fixée pour sa visite. Cette visite aurait lieu, suivant l'importance du trafic, une ou plusieurs fois par jour. Elle devrait être particulièrement attentive en raison des conditions d'insalubrité dans lesquelles se trouvent fréquemment les habitations flottantes que constituent les bateaux circulant sur les canaux.

Ces bateaux correspondent à trois types: les grands, ayant 5 mètres de largeur sur 38 m. 50 de longueur et jaugeant 300 à 380 tonneaux; les moyens, dont la longueur est de 25 à 30 mètres et qui jaugent 200 à 275 tonneaux; les petits, dont la longueur est de 18 à 20 mètres et qui jaugent en moyenne 100 tonneaux.

Ces bateaux sont ordinairement en bois; on construit aussi, en Belgique surtout, des bateaux en fer. La proportion dans laquelle on rencontre ces derniers varie sensiblement: à Maulde-Mortagne (Nord) elle serait d'un sixième; à Xures (Meurthe-et-Moselle) des deux tiers.

La disposition intérieure des bateaux est variable suivant leurs dimensions et suivant leur pays d'origine. Dans les régions du Nord, les plus grands bateaux (qui sont d'ailleurs presque partout les plus nombreux) ont une cabine au milieu, une autre à l'arrière servant de chambre à coucher pour la famille, et un réduit à l'avant pour le matériel. Dans ce réduit couche le domestique lorsqu'il y en a un. Deux cales, une à l'avant et l'autre à l'arrière. Les bateaux moyens et les petits n'ont qu'une cabine à l'arrière pour le couchage et la cuisine, et un réduit à l'avant pour le matériel. Une cale unique. Les bateaux à purin ont des séparations avec des cloisons étanches; ce sont les seuls. Dans les régions de l'Est, la cabine centrale est le plus souvent remplacée par une écurie pour les chevaux qui traînent le bateau.

Les bateaux sont généralement conduits par leur propriétaire assisté parfois, et toujours s'il y a des chevaux, d'un domestique. La femme et les enfants, quelquefois des ascendants, logent à bord et prennent part à la manœuvre. Des femmes veuves conduisent leur bateau aidées d'un domestique. Les propriétaires de plusieurs bateaux en confient la conduite à des serviteurs, mais c'est l'exception: ainsi sur 51 bateaux passés à Ghyvelde pendant le mois d'avril dernier, quatre seulement n'étaient pas dirigés par celui auquel ils appartenaient.

Bien que ne formant qu'une seule famille, les habitants d'un bateau sont parfois nombreux, notamment chez les mariniers flamands où il n'est pas exceptionnel de rencontrer six ou sept enfants.

Là tenue des bateaux laisse le plus généralement à désirer; cependant il y en a de fort propres surtout les bateaux hollandais; dans quelques-uns la cabine centrale est meublée confortablement.

A bord des bateaux en fer, la provision d'eau est contenue dans des caisses de même métal; sur les bateaux en bois, l'eau est renfermée dans des petits barils. M. le Prof[r] Calmette recommande à juste titre de jeter l'eau qui se trouve dans ces récipients. Il ne serait pas partout facile de la remplacer par une quantité correspondante ; ce n'est pas d'ailleurs indispensable et il suffirait que les mariniers pussent recevoir au bureau de douane où ils auraient subi la visite la quantité d'eau immédiatement nécessaire à leur consommation. Du reste, sur certains canaux, ils ne font pas de provisions.

Fonctionnement du service sur les routes. — En dehors des automobilistes, les voyageurs pénétrant en France par les routes viennent en général des localités voisines de la frontière, qu'ils arrivent en tramway, en voiture ou à pied. Les chemineaux transportant avec eux leur misérable bagage sont ceux qui viennent de plus loin et sont les plus dangereux. La surveillance de ces voyageurs serait exercée par les agents des douanes, les gendarmes et les gardes champêtres qui pourraient être invités à conduire soit au poste sanitaire, soit, à défaut de poste, au maire de la commune, pour être examinés par un médecin, ceux dont l'état de santé paraîtrait suspect. Cette partie de la surveillance sanitaire serait particulièrement difficile et probablement défectueuse.

Passeports sanitaires. — Dans quelle mesure conviendrait-il de faire usage du passeport sanitaire? Faudrait-il en généraliser l'emploi à tous les voyageurs ou le limiter à ceux qui proviendraient ou seraient susceptibles de provenir d'une région contaminée ou inspireraient pour un motif quelconque une certaine suspicion?

C'est cette seconde manière qui nous paraît la plus simple et la plus profitable : la plus simple, en ce qu'elle réduit au minimum les écritures et les difficultés pratiques (telles que retard des trains, protestations des voyageurs) sans parler du moindre personnel qu'elle nécessite; la plus profitable parce qu'elle permet cependant de retirer du passeport les avantages incontestables qu'il présente. Un exemple fera comprendre comment nous entendons l'application ainsi réduite de la mesure: supposons que le choléra, après s'être montré de nouveau dans le bassin de la Vistule, s'étende vers le centre de l'Allemagne et que Hambourg, Berlin et Dresde soient contaminées. Des postes sanitaires seraient établis, en ce qui concerne les communications par chemin de fer, à Baisieux, à Jeumont, points où aboutissent les lignes se dirigeant le plus directement de ces trois villes vers Paris, ainsi qu'à Pagny-sur-Moselle, Avricourt et à la rigueur Petit-Croix où aboutissent les lignes que seraient susceptibles d'emprunter des voyageurs à destination de l'est ou du centre de la France.

Il ne semblerait pas nécessaire d'en établir un à Feignies où arrivent des voyageurs venant de Bruxelles, car de sérieuses mesures auraient vraisemblablement été prises en Belgique, ni à Anor par où ne passeraient que d'une manière accidentelle des personnes venant directement des régions que nous supposons contaminées. En raison de l'éloignement du danger, les cinq postes ci-dessus indiqués sembleraient donc suffisants et seraient, même en ce qui concerne les trois derniers surtout, réduits au minimum.

A notre sens, la délivrance des passeports sanitaires ne serait utile qu'à l'égard des voyageurs arrivant à Baisieux et à Jeumont des stations au delà de Liége, à Pagny-sur-Moselle des stations au delà de Trèves, à Avricourt et à Petit-Croix des stations au delà de Strasbourg.

Evidemment la détermination de ces points supposerait de la part de l'administration supérieure une connaissance exacte de la marche de l'épidémie et l'envoi aux postes sanitaires d'instructions précises et fréquemment renouvelées. Mais cela ne constituerait pas un inconvénient, alors qu'il y en aurait de sérieux à munir inutilement d'un passeport tous les voyageurs entrant en France par les gares précitées, voire même par d'autres.

Ainsi, avec des indications très nettes données par le ministère de l'intérieur, des agents d'exécution intelligents et de bonne volonté et soumis à un contrôle fréquent, on obtiendrait au moyen des passeports sanitaires des avantages appréciables, en apportant à la circulation des voyageurs et à la marche des trains le minimum de gêne.

En ce qui concerne les mariniers qui ne quittent pas leur bateau, le passeport sanitaire devrait être visé à chacun des bureaux de douanes devant lesquels ils passent, en attendant leur arrivée (généralement tardive) au point terminus. Des instructions en conséquence seraient données par l'administration des douanes.

II. Points de pénétration principaux sur la frontière du nord et de l'est (1)

Bray-Dunes-Ghyvelde (Nord; 1.504 hab.).

La gare est sur la commune de Bray-Dunes ; le canal sur celle de Ghyvelde.

Gare. — Nombre des trains venant chaque jour de Belgique : 5 en hiver, 6 en été, du 1er juillet au 30 septembre ; tous omnibus.

Nombre des voyageurs : 15 environ par train en hiver ; en été la proportion est beaucoup plus élevée.

Provenance des voyageurs : Furnes, Dixmude, Ostende, Bruges, Gand, Anvers. Assez fréquemment des *équipages débarqués* à Anvers viennent s'embarquer à Dunkerque.

Gare terminus : Dunkerque.

Le chef de gare était à Ghyvelde en 1892. Il connaît déjà le fonctionnement du service. La gare a été améliorée depuis lors.

Cours d'eau. Canal de Furnes. — Nombre des bateaux venant de Belgique : 662 en 1905.

Provenance des bateaux : Furnes, Nieuport, Ostende, Bruges, Gand, Anvers.

Ces bateaux transportent des pierres concassées, du macadam, des tuiles et carreaux, des futailles vides, parfois des jutes venant d'Anvers, des betteraves. De France en Belgique des bateaux spéciaux transportent du purin destiné aux terrains sablonneux de Belgique. Ces bateaux reviennent vides.

Le renouvellement de la provision d'eau des mariniers serait difficile à Ghyvelde où l'on se sert exclusivement d'eau de citerne ou de puits. Il y aurait une source dans une prairie à un kilomètre de Ghyvelde, mais il faudrait transporter cette eau et établir un dépôt sur le bord du canal.

Route. — Route départementale de Furnes à Dunkerque ; elle longe le canal et elle est commandée par le bureau de douane installé sur les bords.

Poste sanitaire. — Le poste de Bray-Dunes-Ghyvelde pourrait être établi soit près de la gare sur un terrain communal exclusivement sablonneux, soit près du canal sur un terrain

(1) Ces points de pénétration sont énumérés dans l'ordre où on les rencontre du N-E au S-E. Les plans des postes sanitaires insérés dans le rapport original ne sont pas reproduits ici.

appartenant à un particulier (1) et sur lequel est installé une briqueterie. Ce dernier terrain au contraire est argileux. Il serait difficile de trouver extemporanément un emplacement en dehors de ceux-ci et surtout du premier, car il faudrait entrer en pourparlers avec les propriétaires des champs cultivés qui ne se montreraient sans doute disposés à louer qu'après la récolte.

Quant aux dépendances de la gare sur lesquelles avait été installé le poste de 1892, elles sont moins favorables au point de vue de l'isolement et des dégagements, que les terrains ci-dessus qui devraient être préférés.

La distance entre la gare et le poste de douanes du canal est de 1.300 mètres.

Hondschoote (Nord; 3.315 hab.).

Cours d'eau. Canal de la Colme. — Nombre de bateaux venant de Belgique: 50 en 1905, 54 en 1904, 47 en 1903.

Provenance des bateaux : Furnes, rarement au delà.

Ces bateaux sont toujours vides le canal n'étant pas, en Belgique, assez profond pour permettre le transport de marchandises. Ce canal peu important dans sa partie belge, le devient davantage dans sa partie française.

Le bureau se trouve à un kilomètre de la frontière à Labrouckstraete au lieu dit « les Trois-Rois ».

Route. — Chemin de grande communication longeant le canal jusqu'à Bergues et se raccordant sur le territoire belge avec un réseau de petits chemins aboutissant eux-mêmes à la route de Nieuport et de Furnes à Ypres. Cette route qui ne traverse aucun village est surtout utilisée par les fermiers belges établis à proximité mais rarement par les voyageurs ou excursionnistes. Elle est surveillée par le bureau de douane du canal.

Oost-Cappel (Nord ; 392 hab.).

Route. — Route nationale de Furnes d'une part et d'Ypres d'autre part à Bergues.

Godwaersvelde (Nord; 1.952 hab.).

Route. — Route départementale de Poperinghe à Cassel, parallèle à la voie ferrée dont elle est distante d'environ 500 mètres.

Gare. — Nombre des trains venant de Belgique : 5, tous omnibus.

Nombre des voyageurs : faible.

Provenance des voyageurs : Ypres, Furnes, Dixmude, Bruges, Roulers.

Gare terminus : Hazebrouck.

---

(1) Ce particulier est le propriétaire du restaurant, lequel trouverait sans doute un avantage à bénéficier comme restaurateur de la proximité du poste sanitaire.

ARMENTIÈRES (Nord; 29.603 hab.).

Route. — Route d'Ypres à Armentières. Bureau de douane au lieu dit « Le Bizet ».

Gare. — La gare d'entrée sur le territoire français n'est pas celle d'Armentières mais celle d'Houplines qui se trouve à 3 kilomètres. Cependant il paraîtrait préférable d'installer le poste sanitaire à Armentières parce que les trains n'ont à Houplines qu'un arrêt d'une minute et que la visite de la douane se fait à Armentières. Si la surveillance sanitaire était effectuée à Houplines, elle nécessiterait un long arrêt des trains, suivi d'un nouvel arrêt à Armentières pour la visite de la douane, ce qui entraînerait soit un retard des trains en correspondance avec le train belge, soit l'impossibilité d'assurer cette correspondance aux voyageurs. Enfin il n'existe pas à Houplines de local pouvant être utilisé pour la visite sanitaire, alors qu'il y a à Armentières les ressources nécessaires à cet égard et que l'organisation du service y serait facile. C'est donc là qu'il faudrait l'installer en interdisant la descente à Houplines des voyageurs venant de Belgique. Ceux-ci seraient obligés de venir jusqu'à Armentières et de retourner à Houplines par le tramway ; ils en éprouveraient une gêne mais, au point de vue général, l'inconvénient serait moindre.

Le nombre des trains venant de Belgique est de 6, tous omnibus.

Nombre des voyageurs : peu considérable.

Provenance des voyageurs : Warneton, Comines-Belgique, Ypres, Wervicq-Belgique et Courtrai. En mai, juin et septembre *passage d'ouvriers agricoles* venant de la Flandre occidentale.

Les marchandises sont surtout de provenance belge. Celles qui viennent d'Allemagne sont principalement des produits manufacturés ; les matières premières consistent en lin et en étoupe ; pas de chiffons. De Belgique au contraire il vient beaucoup de chiffons provenant de Roulers, Bruges, Gand, Vilvorde (de Gand surtout), qui sont dirigés sur les régions du nord de la France et principalement sur Paris. Une partie de ces chiffons peut provenir d'Allemagne (1).

De Belgique arrivent fréquemment aussi des mobiliers, des malles de linge etc., appartenant à des ouvriers.

Cours d'eau. Lys canalisée. — Les bateaux venant à Armentières arrivent par la Lys jusqu'à Menin (Belgique). Comme la Lys forme alors la frontière et que ses eaux sont neutres, on ne peut en droit visiter les bateaux qu'à partir du moment où ils pénètrent sur le territoire français c'est-à-dire à Armentières même. Il y a dans cette ville deux petits postes de douane, situés l'un au point O. de jonction de la vieille Lys et du canal de raccordement (poste de la Targette), l'autre au point E. de la jonction de la Lys et du canal (poste du Chauffour). En 1892 la surveillance sanitaire se faisait au poste du Chauffour où passent les bateaux venant de Belgique avant d'arriver à celui de la Targette ; elle pourrait être assurée dans les mêmes conditions.

Il y aurait toutefois une solution préférable : elle consisterait à

(1) La Belgique exige pour les chiffons des certificats d'origine.

soumettre les bateaux à destination d'Armentières à la surveillance sanitaire du poste installé à Deulémont dont il sera parlé plus loin. Ces bateaux pourraient, il est vrai, se refuser à subir la visite à Deulémont puisqu'ils seraient encore en territoire neutre, mais l'administration française serait également fondée à leur interdire d'accoster à Armentières, après les avoir prévenus à leur passage à Deulémont qu'ils ne seraient pas admis à débarquer en France s'ils ne se soumettaient pas à la mesure proposée. Ils auraient donc intérêt à le faire et cette manière de procéder constituerait une simplification en permettant de supprimer la visite à Armentières. Ajoutons qu'elle devrait souffrir d'autant moins de difficultés que les bateaux dépassant Deulémont sont à destination de France à l'exception de quelques chargements de résidus de fabriques de sucre qui sont déposés comme engrais dans les champs situés sur le rivage belge de la Lys.

Poste sanitaire. — C'est seulement au cas où l'épidémie sévirait en Belgique qu'il y aurait lieu d'établir un poste à Armentières. Le point où ce poste pourrait être placé paraît être (en l'absence d'emplacements favorables à la gare ou en ville) un terrain appartenant à la compagnie du Nord, situé entre la voie ferrée et le boulevard Faidherbe et accessible par ce boulevard aussi bien du canal que de la gare. Ce terrain, loué à un maraîcher, qu'il serait facile d'indemniser, est rectangulaire, situé entre deux maisons aux murs élevés et dépourvues d'ouvertures sur cet emplacement; il a environ 100 mètres de long sur 50 de large; ses dimensions seraient donc plus que suffisantes.

HOUPLINES (Nord; 7.768 hab.).

Les motifs qui devraient faire préférer Armentières pour la surveillance sanitaire des voyageurs arrivant par chemin de fer, et Deulémont pour la surveillance des bateaux, ont été indiqués à propos d'Armentières. Il n'y aurait donc pas lieu d'installer à Houplines un poste de second ordre comme on l'avait fait en 1892. En ce qui concerne la batellerie, le mouvement est d'ailleurs à peu près nul; on ne compterait par an qu'un ou deux bateaux venant de Belgique.

DEULÉMONT (Nord; 1.958 hab.).

Cours d'eau. Lys canalisée. — Cette localité où l'on n'avait établi en 1892 qu'un poste de second ordre, présente une grande importance au point de vue de la batellerie. C'est à Deulémont que pénètrent sur notre territoire les bateaux venant de Courtrai, de Gand et d'Anvers et qui, depuis Menin, longent la frontière française dont la Lys forme la limite (1). A Deulémont, où la Lys reçoit la Deule, les bateaux s'engagent dans cette dernière rivière qu'ils remontent dans la direction de Lille. Toutefois ce n'est pas au confluent même qu'est établi le bureau de douane mais à 1.200 mètres en amont au lieu dit « les Écluses ».

Il passe à Deulémont 1.300 à 1.400 bateaux par an (1.386 en 1905). Il y aurait lieu de surveiller spécialement ceux qui, ayant transporté des chiffons de Paris à Roulers (Belgique), reviennent en France vides mais fort sales. Ces bateaux sont au nombre de 20 à 25 par an (2).

Route. — Chemin de grande communication de Warneton à Lille.

Poste sanitaire. — L'importance de Deulémont au point de vue de la batellerie justifierait la création sur ce point d'un poste sanitaire de second ordre. Ce poste devrait être placé non « aux Écluses » mais au confluent de la Lys et de la Deule, et cela pour plusieurs motifs: l'isolement y serait mieux assuré qu'aux Écluses où il y a une agglomération de maisons; les bateaux ne feraient pas, avant d'avoir été visités, un trajet de 1.200 mètres sur le territoire français; le poste sanitaire serait à proximité du poste de douane qui surveille « au Pont rouge » la route de Warneton à Quesnoy-sur-Deule: enfin les bateaux se rendant à Armentières pourraient, ainsi que nous l'avons dit plus haut, être visités au passage bien que se trouvant encore sur les eaux neutres de la Lys.

Le poste pourrait être établi sur un terrain de formation récente résultant de la rectification du cours de la Deule au point où elle rencontre la Lys. Ce terrain appartient aux ponts et chaussées. Cet emplacement ne serait cependant pas trop isolé car il est peu éloigné du village de Deulémont où l'on trouverait des ressources suffisantes au point de vue de l'alimentation.

Il n'y a pas d'eau potable en cet endroit; il faudrait y apporter celle qui serait nécessaire pour le poste; quant aux bateliers ils renouvelleraient leur provision « aux Écluses ».

---

(1) Il semblerait à l'examen des cartes que Deulémont puisse recevoir aussi des bateaux par le canal d'Ypres qui rejoint la Lys à Comines. Mais ce canal n'est pas utilisé pour la navigation en raison de la perte d'eau qui s'y produit sur une certaine partie de son parcours.

(2) Un bateau de ce genre peut contenir 900 à 1.000 balles de chiffons, soit environ 160.000 kilos.

Comines (Nord ; 7.527 hab.).

Gare. — Nombre de trains venant de Belgique : 6, tous omnibus (7 le mercredi).

Nombre des voyageurs : faible.

Provenance des voyageurs : Ypres, Poperinghe, Cortemarck, Roulers.

Gare terminus : Lille.

Cours d'eau. Lys canalisée. — La surveillance des bateaux se ferait à Halluin (voir Halluin).

Route. — Cette route rejoint le chemin de grande communication longeant la frontière et allant d'Armentières à Halluin.

Wervicq-sud (Nord ; 2.311 hab.).

Route. — Cette route, continuation des deux routes qui rattachent Wervicq (Belgique) à la route nationale d'Ypres à Menin, rejoint le chemin de grande communication qui suit la frontière française.

Halluin (Nord ; 15.781 hab.).

Gare. — Nombre des trains venant chaque jour de Belgique : 10, dont un train supplémentaire les dimanches et fêtes.

Nombre moyen des voyageurs par jour : 400 en hiver, 800 en été.

Provenance des voyageurs : Bruges, Ostende, Ypres (samedi), Roulers, Courtrai et petites localités voisines de la frontière.

Marchandises principales : chiffons et pâtes de bois.

Gare terminus : Lille.

Cours d'eau. Lys canalisée. — Le poste de douane est à un kilomètre et demi environ en suivant la voie ferrée. C'est une simple baraque où deux agents sont de garde. Le receveur duquel ce poste dépend est au bureau de la route. Ce poste surveille la portion de la rive française de la Lys depuis Halluin jusqu'au point intermédiaire entre Bousbecque et Wervicq-sud ; 40 ou 50 bateaux ayant cette destination y sont soumis chaque année aux formalités de douane. Ces bateaux viennent de Courtrai, Roulers, Gand, Anvers et transportent notamment des pierres à ciment et de la pâte de bois pour papeterie.

Route. — Route nationale d'Halluin à Lille, continuation de la route nationale belge de Roulers à Menin (route d'Ostende à Paris).

Les bateaux à destination de Wervicq-sud, Comines, Warneton-sud ne s'arrêtent pas à Halluin. Il serait bon, afin de ne pas multiplier inutilement les postes sanitaires, de les obliger à y subir la visite médicale, comme la subiraient à Deulémont les bateaux à destination d'Armentières. Il y a lieu de remarquer cependant que, dans ce dernier parcours, les bateaux sont, à de rares exceptions près, à destination de la France, alors qu'entre Halluin et Deulémont on rencontre sur la rive belge les agglomérations de Wervicq et de Warneton où se rendent un certain nombre de chalands. Nous proposons néanmoins de s'arrêter à cette solution jugée satisfaisante par M. le directeur des douanes de Lille.

On fera sans doute observer que les bateaux qui passent à Deulémont ayant auparavant traversé Halluin, il serait encore plus simple d'établir en ce point un poste unique et de n'autoriser à pénétrer dans la Deule que les bateaux qui justifieraient y avoir subi la visite médicale. Cette manière de procéder supposerait que l'épidémie redoutée ne se serait pas rapprochée de la frontière, car les bateaux communiquant avec le territoire belge auraient des chances nouvelles de s'infecter entre Halluin et Deulémont. Il vaudrait donc mieux en tout état de cause maintenir la création d'un poste dans cette dernière localité qui est vraiment le point d'entrée en France.

Tourcoing (Nord ; 73.353 hab.).

Route. — Route départementale de Courtrai à Tourcoing. Le bureau de douane se trouve au lieu dit : « Risquons tout ».

Un autre bureau se trouve au lieu dit : « La Marlière » sur un chemin mettant en communication Tourcoing avec Mouscron (Belgique).

Gare. — Nombre des trains arrivant chaque jour de Belgique : 13 en hiver ; 17 en été, dont 3 trains directs de Gand.

Nombre moyen des voyageurs : par jour 2.216 ; par train 138. (Ces chiffres sont calculés sur le chiffre global de 288.135 voyageurs venant de Belgique, ayant passé à Tourcoing du 1er janvier au 10 mai 1906. En été la proportion est plus élevée, le dimanche surtout. Ces voyageurs proviennent, pour la plupart de la région Mouscron, Courtrai, Iseghem ; les autres des régions de Gand et d'Anvers.

Parmi eux on compte au printemps, en juin et en septembre un grand nombre d'ouvriers agricoles venant surtout des localités comprises entre Courtrai, Gand et Bruxelles.

L'arrêt pour la visite de la douane est de 15 minutes, mais si la visite sanitaire exigeait un plus long stationnement pour quelques voyageurs, leur attente ne serait pas longue en raison de la fréquence des trains pour Roubaix et Lille (70 environ par jour).

Gare terminus : Lille.

Roubaix (Nord ; 124.661 hab.).

Route. — Chemin d'intérêt commun mettant en relations Roubaix et Mouscron (Belgique). Bureau de douane au lieu dit « Le Touquet ».

Gare. — Comme les voyageurs venant de Belgique passent par Tourcoing ou par Wattrelos avant d'arriver à Roubaix, il n'y aurait pas lieu de faire une visite médicale dans la gare principale de cette ville, mais on peut considérer comme rattachés à Roubaix les deux postes de Grimonpont et de Wattrelos dont il va être question.

GRIMONPONT (près Roubaix).

Cours d'eau. Canal de Roubaix (reliant l'Escaut à la Basse-Deule).

Nombre des bateaux venant de Belgique : 321 en 1905 (248 en 1904, 303 en 1903).

Provenance des bateaux : Espierres, Gand, Anvers.

Bureau de douane.

WATTRELOS (Nord ; 22.731 hab.).

Gare. — Nombre des trains venant de Belgique : 8, tous omnibus.

Provenance des voyageurs : Mouscron et Courtrai.

Gare terminus.

BAISIEUX (Nord ; 2.041 hab.).

Gare. — Nombre des trains venant chaque jour de Belgique : 11, dont 4 internationaux de Cologne et Francfort.

Nombre des voyageurs : 200 en moyenne par jour en hiver ; 1.500 en été ; 2.000 en été les dimanches, samedis et lundis.

Provenance des voyageurs : 3 trains les amènent de Tournai ; 4 de Bruxelles seulement, 4 de Bruxelles, Liége, Aix-la-Chapelle, Düren, Cologne, Francfort (Vienne, Constantinople).

Les trains internationaux n'ont que des premières et des secondes classes.

Gares terminus : Lille, Calais.

Route. — Route nationale de Tournai à Lille.

Le bureau de douane de la route est à 2 kil. 500 mètres à 3 kilomètres de la gare, à l'entrée de la ville de Baisieux.

Poste sanitaire. — Il serait installé à la gare d'après les dispositions indiquées sur un plan non reproduit ici.

BACHY (Nord ; 1.100 hab.).

Gare. — Nombre des trains venant de Belgique : 5.

Nombre des voyageurs : ?

Provenance des voyageurs : Tournai.

Gare terminus : Orchies.

Route. — Route départementale de Tournai à Orchies. Le bureau de douane est à environ 1.200 mètres de la gare.

Maulde-Mortagne (Nord ; 816 hab.).

Gare. — Nombre des trains venant de Belgique : 5, tous omnibus provenant de Tournai.

Nombre moyen des voyageurs par jour : 106 (38.975 en 1905).

Provenance des voyageurs : Tournai, Saint-Amand.

Gare terminus : Saint-Amand.

Route. — Route nationale de Tournai à Saint-Amand et à Valenciennes.

Cours d'eau. Escaut canalisé. — Nombre de bateaux venant de Belgique : 1.150 en 1905.

Provenance des bateaux : Gand, Anvers. 200 bateaux environ proviennent d'Allemagne, de Rühort, ville située au confluent de la Rühr et du Rhin (ils amènent des charbons), et de Vallendar, sur le Rhin (ils transportent de la terre réfractaire).

Le poste de douane où il y a un vérificateur et un ou deux douaniers, est situé sur l'Escaut, tout près du confluent de ce fleuve et de la Scarpe. Les bateaux qui remontent cette dernière rivière dans la direction de Douai doivent d'abord s'engager dans l'Escaut pour se placer devant le bureau et y remplir les formalités de douane ; ils reviennent ensuite au confluent.

Route. — Chemin de grande communication de Péronne (Belgique) à Mortagne.

Poste sanitaire. — En raison du grand nombre des bateaux arrivant à Maulde-Mortagne, il faudrait y établir un poste de second ordre. Toutefois la présence de deux médecins dans la localité permettrait de n'avoir pas recours, au moins au début, à un médecin de l'armée. Ce poste devrait être installé près du bureau de douane de l'Escaut ; c'est là que se fait le transit le plus important et le plus dangereux ; ce point n'est pas trop éloigné de la gare et il est central par rapport aux autres postes de douanes des routes ; enfin on trouverait là un emplacement favorable à l'installation des baraques Dœcker. Il existe en effet, en face du confluent, une grande prairie qui borde l'Escaut et qui appartient à la municipalité. On pourrait placer les baraques sur le bord même du fleuve, parce que le terrain y est plus élevé, et que les inondations n'y sont pas à craindre. Ces conditions sont parfaites au point de vue de l'isolement et aussi de la commodité d'accès. Le poste sanitaire serait à 120 mètres environ du poste de douane.

Il existe tout près, dans le village de Mortagne, une fontaine dont l'eau est bonne et où les bateliers pourraient s'approvisionner. Il y a deux médecins à Mortagne.

Vieux-Condé (Nord; 7.125 hab.).

Gare. — Nombre des trains arrivant chaque jour de Belgique: 9.

Nombre des voyageurs: 50 environ par train. Les trois quarts sont des ouvriers qui viennent travailler en France et retournent en Belgique tous les soirs ou toutes les semaines. Au printemps et surtout à l'automne, nombreux ouvriers agricoles.

Provenance des voyageurs: Peruwelz (Belgique) où la ligne se raccorde à celle de Tournai à Mons.

Gare terminus: Somain.

Cette ligne appartient à la compagnie d'Anzin qui l'avait établie pour le transport de ses ouvriers et de ses charbons et a dû, sur l'intervention de l'État, l'ouvrir au trafic des voyageurs.

Il y avait en 1892 à la gare de Vieux-Condé un commissaire de surveillance; le poste a été supprimé. Le bureau de ce commissaire serait utilisé pour les visites médicales individuelles et par le personnel sanitaire.

Condé (Nord; 4.480 hab.).

La ville de Condé est à 3 kilomètres de Vieux-Condé. Les deux localités sont réunies par le chemin de fer de Peruwelz (Belgique) à Somain, ligne appartenant à la compagnie des mines d'Anzin, et par le tramway de Vieux-Condé à Valenciennes.

Route. — Route nationale de Gand à Valenciennes par Denain, Leuze et Peruwelz (Belgique), Condé et Bruey (France).

Cours d'eau. Canal de Mons à Condé. — Nombre des bateaux arrivant annuellement de Belgique: 1.600 à 1.800.

Ils proviennent:

1° de Mons, dans la proportion d'un tiers; ils transportent du charbon;

2° de Lessines (au nord d'Ath) dans la même proportion; ils transportent des pierres;

3° d'Anvers dans la proportion d'un vingtième; ils transportent des marchandises diverses;

4° de Liége et d'Allemagne (Rührort, bassin de la Rühr et localités diverses).

Ces bateaux remontent l'Escaut dans la direction de Valenciennes, Cambrai, Saint-Quentin, Paris, ou descendent l'Escaut jusqu'au confluent de la Scarpe pour aller à Douai et à Arras.

Poste sanitaire. — Le bureau de douane du canal (Recette) est à 5 kilomètres de la frontière. A la frontière même se trouve le petit village de Saint Aybert (5 à 600 habitants) dont quelques maisons sont sur le bord du canal. Ce village se trouverait donc exposé en cas d'épidémie. Cependant il semble qu'il soit préférable de ne pas y installer le poste sanitaire qui y serait très isolé et ne pourrait y produire tout son effet utile, en dehors de la surveillance du canal; mais il faudrait que les agents des douanes empêchent les mariniers d'aborder sur le parcours de la frontière à Condé.

C'est donc à Condé que le poste serait installé, poste de second ordre justifié par l'importance de la batellerie et qui servirait de point d'appui au poste de la gare de Vieux-Condé. Ce poste pourrait être installé sur le terrain militaire, au bord du canal mais en dehors des remparts.

Il serait facile de renouveler l'approvisionnement en eau des bateliers.

Blanc-Misseron (Nord; 252 hab.).

Gare. — Nombre des trains venant chaque jour de Belgique: 9 tous omnibus.

Nombre des voyageurs: 25 en moyenne par train.

Provenance des voyageurs : Quiévrain avec correspondance de Belgique et d'Allemagne. Mons, Bruxelles, Anvers, Verviers, Welkenraedt, Herbesthal.

Gares terminus: Valenciennes, Somain, Douai, Lille.

Route. — Route nationale de Mons à Valenciennes, parallèle à la voie ferrée passe à 500 mètres de la gare. Un bureau de douane commande la route.

Tramway. — Tramway de Quiévrain (Belgique) à Valenciennes, emprunte la route ci-dessus.

13 voitures de tramways par jour; 14 les dimanches et fêtes.

Les voyageurs de ce tramway sont au nombre moyen de 100 à 130 par jour. Ce sont surtout des ouvriers et quelques jeunes filles qui suivent pour leur instruction les cours d'un couvent de religieuses françaises installées en Belgique à proximité de la frontière.

Poste sanitaire. — Le poste de Blanc-Misseron placé à la gare surveillerait aussi le tramway et la route.

La compagnie du Nord avait offert de mettre à la disposition de l'administration pour servir de local d'isolement un hangar dont une partie est occupée par les archives des douanes. La partie restante serait suffisante pour l'installation de 4 ou même de 6 lits. Mais il serait nécessaire d'établir un cloisonnement en planches et de revêtir également de planches la paroi intérieure du bâtiment de façon à intercepter un matelas d'air. Des planches ou des toiles devraient être placées au-dessus de l'emplacement ainsi ménagé, et il faudrait pratiquer des ouvertures et les munir de fenêtres. Enfin il faudrait soit ouvrir une porte pour donner accès aux archives des douanes, soit ménager un passage permettant l'utilisation de celle qui existe. Tous ces travaux entraîneraient une dépense de plusieurs centaines de francs; aussi serait-il préférable d'utiliser les baraques Dœcker.

Il y a deux médecins dans la région.

Bavai (Nord ; 1.960 hab.).

Gare. — Nombre des trains venant chaque jour de Belgique : 5.

Nombre des voyageurs : 10 en moyenne par train.

Provenance des voyageurs : Roisin, Dour, Mons, Bruxelles.

Gare terminus : Cambrai.

Route. — Chemin de grande communication de Quiévrain (Belgique) à Avesnes. Le bureau de douane est à Bellignies, localité beaucoup plus rapprochée de la frontière que Bavai.

Il y a d'autres bureaux de routes à Saint-Waast-Bavai, Houdain et Hon-Hergies.

Il y a à Bavai trois médecins et trois pharmaciens.

Feignies (Nord ; 2.948 hab.).

Gare. — Nombre des trains arrivant chaque jour de Belgique : 16 dont 3 rapides internationaux.

Nombre des voyageurs : 800 par jour en moyenne ; chaque rapide transporte environ 200 voyageurs. Nombreux ouvriers agricoles venant de Belgique au printemps et à l'automne.

Provenance des voyageurs :

a) des trains omnibus : Mons et Frameries ;

b) des rapides : Hollande et Bruxelles, d'Allemagne par Bruxelles.

Poste sanitaire. — Il serait installé dans le bâtiment de la lampisterie (laquelle est complètement indépendante), bâtiment peu utilisé et que la compagnie du Nord mettrait à la disposition de l'administration.

On pourrait aussi utiliser, au lieu de ce bâtiment, une petite maison isolée, située de l'autre côté de la voie ferrée près d'un passage à niveau. Elle est destinée au chef de gare qui ne l'habite pas. Cela obligerait à traverser les voies (Proposition faite par le commissaire spécial).

Enfin on pourrait installer à la rigueur, en outre de l'étuve, deux petites baraques Dœcker dans l'espace triangulaire qui fait suite au bâtiment dont l'utilisation est prévue. Mais cet emplacement est bien exigu et la première combinaison serait encore préférable à ces deux dernières.

BETTIGNIES (Nord; 179 hab.).

Route. — Route nationale de Mons à Maubeuge.

VIEUX-RENG (Nord; 861 hab.).

Route. — Chemin de grande communication reliant la route de Mons à Beaumont avec Maubeuge.

JEUMONT (Nord; 3.626 hab.).

Gare. — Nombre des trains venant chaque jour de Belgique: 18 dont 5 rapides internationaux.

Nombre des voyageurs: 200 en moyenne par train international, au total 1.500 à 2.000 voyageurs par jour.

Provenance des voyageurs: les rapides internationaux viennent d'Allemagne (région de Cologne), de Belgique (régions de Liége, Charleroi, Namur, province du Hainaut, Herqueline). Un seul train établit des relations directes avec la Russie, le train 180 qui amène particulièrement les voyageurs de cette provenance.

Les trains locaux partent de Charleroi, établissant les relations entre cette ville et Maubeuge.

Destinations: Jeumont, Maubeuge, Aulnoye, Ternier ou Paris.

Cours d'eau. Sambre canalisée. — Nombre des bateaux venant de Belgique: 2.197 en 1905; 2.705 en 1904.

Provenance ordinaire des bateaux: Charleroi. Ces bateaux transportent uniquement du charbon et sont conduits par des bateliers des environs de Thuin (centre marinier important), bateliers qui sont en général propres. On compte aussi une cinquantaine de bateaux allemands, beaucoup moins bien tenus.

Route. — Chemin de grande communication d'Erquelines à Hirson.

La surveillance du canal est exercée par le bureau de douane; celle de la route par un poste situé tout près sur le pont de la Sambre. Bureau et poste sont à un kilomètre de la frontière.

Poste sanitaire. — Malgré l'importance du trafic par eau à Jeumont, il serait préférable d'établir le poste à la gare où le trafic est plus important encore. Un chemin bon et isolé va de la Sambre au passage à niveau; il est facile de traverser les voies peu encombrées sur ce point pour gagner l'endroit où serait installé le poste sanitaire. On pourrait donc transporter aisément un malade du bureau de douane du canal au poste de la gare. La distance, qui est d'environ un kilomètre, est moindre qu'en traversant le village.

MARCIGNY (Nord).

Route. — Route nationale de Beaumont (Belgique) à Consolre et à Maubeuge.

ANOR (Nord ; 4.578 hab.).

Gare. — Nombre des trains arrivant chaque jour de Belgique : 4 en hiver, 5 en été du 1er juillet au 30 septembre.

Nombre des voyageurs : 30 en moyenne par train.

Provenance des voyageurs : Chimay, Mariembourg, Charleroi, Namur, Liége.

Gares terminus : Hirson et Paris.

Le local de la visite à corps servirait de cabinet médical.

Route. — Chemin de grande communication de Momignies (Belgique) à Anor. Poste de douane au lieu dit « Par-de-là-l'étang ».

ROCROI (Ardennes ; 2.193 hab.).

Route. — Chemin de grande communication de Mariembourg (Belgique) à Rocroi.

VIREUX (Ardennes ; 1.342 hab.).

Gare. — Nombre des trains venant de Belgique : 7.

Nombre des voyageurs ; en moyenne 5 à 6 par train ; 40 environ par jour.

Au commencement de la belle saison (après Pâques) de nombreux ouvriers briquetiers passent à Vireux, venant de Belgique, pour travailler en France dans des fabriques installées sur les terrains argileux. On n'établit sur les emplacements ainsi exploités aucune construction fixe, construction importante tout au moins. Les briques sont cuites au moyen de fours formés par leur agglomération même (un lit de charbon, un lit de briques, avec des cheminées ménagées pour le tirage). Les ouvriers briquetiers, qui travaillent aux pièces, restent jusqu'à la fin de la belle saison (six mois environ), époque à laquelle ce travail en plein air devient impossible.

On constate aussi l'entrée par Vireux d'ouvriers agricoles ; ceux qui viennent au printemps pour la culture de la betterave restent ordinairement jusqu'à la fin de la saison.

Provenance des voyageurs : Charleroi, d'où partent tous les trains. Ces trains sont en correspondance avec Liége, Namur, etc., mais aucun voyageur à long parcours n'emprunte, pour venir de ces dernières régions, la ligne peu directe de Vireux. Cette ligne est au contraire très chargée au point de vue des marchandises.

Il n'y a pas de médecin à Vireux mais seulement un officier de santé. Le médecin de la compagnie de l'Est habite Fumay.

Givet (Ardennes; 7.100 hab.).

Route. — Route nationale de Mons à Mézières par Beaumont et Philippeville (Belgique), Givet et Rocroi.

Gare. — Nombre des trains arrivant chaque jour de Belgique : 16.
Nombre des voyageurs : 30 en moyenne par train ; 50 en été.
Provenance des voyageurs : Namur, Bruxelles, Anvers, Liége. A Liége correspondance avec les grands express de Cologne et Hambourg.
Gare terminus : Mézières-Charleville.

Cours d'eau. Meuse. — Nombre des bateaux venant de Belgique : 3.115 en 1905 dont 640 en transit et 2.475 à destination de la France.
Provenance des bateaux : Namur, Charleroi, Liége, Anvers, bassin de la Rühr (Allemagne).
Il y a dans le bureau de douane situé sur les bords de la Meuse un petit local qui pourrait être utilisé pour la visite médicale individuelle.

Routes. — Route départementale de Hastière (Belgique) à Givet. Bureau de douane à Massembre.
Route nationale de Givet à Luxembourg.

Poste sanitaire. — L'emplacement proposé, situé près de la gare et qui a déjà été utilisé en 1892, est satisfaisant au point de vue de la superficie, de l'isolement et de l'accès. Il serait facile d'y amener un malade apporté de la Meuse qui se trouve à environ 1.200 mètres. Deux chemins mettent la gare en communication avec le bureau de douane de la Meuse : l'un traverse la partie centrale de Givet ; c'est une rue ; l'autre est beaucoup moins fréquenté et les maisons y sont peu nombreuses ; il devrait être utilisé de préférence dans ce cas. On pourrait sans doute aussi installer le poste principal sur le bord de la Meuse où le terrain ne manque pas ; mais le mauvais temps ne m'a pas permis d'étudier cette seconde solution.

Ce poste serait important car, en outre des voyageurs et des bateliers, l'administration pourrait avoir à isoler des habitants de la localité : il n'y a pas d'hôpital à Givet. On amène à l'hôpital de Mézières ou à celui de Charleville les malades que l'on ne peut soigner chez eux. L'administration ne devrait donc compter, pour assister le cas échéant la population, que sur les ressources qu'elle créerait.

Dans un magasin dépendant de la gare se trouve l'étuve mobile utilisée en 1892 qui y est restée sans être entretenue depuis cette époque. Il faudrait la faire nettoyer, essayer et probablement remettre en état.

A proximité du poste de douane du canal est l'hôpital militaire où il y aurait une étuve. On pourrait s'entendre avec l'autorité militaire afin d'utiliser cette étuve pour les effets des mariniers.

La consigne des bagages serait mise à la disposition de l'administration sanitaire pour servir de salle de visite médicale; elle serait aménagée en conséquence et la porte actuellement condamnée, donnant sur le quai, serait ouverte.

En outre de Givet et de Vireux il y aura dans deux ans, quatre autres points de pénétration mais peu importants.

1° Une ligne de chemin de fer de Sedan à Bouillon (Belgique). Cette ligne sera ouverte en 1908.

2° Les lignes de tramway à voie étroite:

du Chatelet à Rocroi;

de Nouzon à Gespunsart;

de Monthermé à Hautes-Rivières seront prolongées jusqu'en Belgique; mais elles ne se raccorderont pas à des lignes de chemin de fer; elles resteront des lignes d'intérêt local.

La Chapelle (Ardennes; 285 hab.).

Route. — Route nationale de Bouillon (Belgique) à Sedan.

Ecouviez (Meuse; 355 hab.).

Gare. — Nombre des trains venant chaque jour de Belgique: 7.

Nombre des voyageurs: 15.000 environ en 1904 soit 40 par jour en moyenne, dont une vingtaine pour les deux express de une heure et de six heures.

Provenance des voyageurs: Bruxelles, Luxembourg. Les régions desservies par cette ligne fournissent à Paris beaucoup de domestiques qui viennent passer les mois de juillet et d'août dans leur pays.

Gare terminus: Montmédy.

Il y a à Ecouviez un commissaire spécial de police.

Il n'y a pas de médecins; mais il y en a deux à Montmédy (située à 7 kilomètres).

Route. — Route départementale d'Arlon et de Virton à Montmédy. Cette route passe à la gare d'Ecouviez.

Gorcy (Meurthe-et-Moselle; 1.053 hab.).

Une ligne de chemin de fer à voie unique de 3 kilomètres et demi environ est indiquée sur la carte du ministère de l'intérieur comme se détachant de la ligne belge de Virton à Athus pour aboutir à Gorcy. Aucune mention n'est faite dans les indicateurs français et belges de cette ligne qui ne se continue d'ailleurs avec aucune autre voie ferrée.

Une route se détachant de la route nationale belge de Virton à Athus traverse la frontière au même point et se dirige sur Gorcy et Cosnes où elle rejoint la route nationale française de Longwy à Longuyon.

LONGWY (Meurthe-et-Moselle; 7.788 hab.).

Gare. — Nombre des trains : venant du Luxembourg........ 8
— de Belgique........... 6

TOTAL................. 14

Nombre des voyageurs par jour : 178. Ce chiffre est calculé sur les deux chiffres suivants du mouvement des voyageurs en avril 1906 :

Voyageurs venant du Luxembourg.....................	2.629
— de Belgique........................	2.715
TOTAL................	5.344

Provenance des voyageurs : du côté allemand : Trèves, Cologne. (Les voyageurs proviendraient de régions plus éloignées si l'on pouvait organiser des trains internationaux que les allemands se refusent à établir afin de ne pas nuire à leur trafic par la région d'Alsace-Lorraine (Metz, Thionville et Strasbourg).

Provenance du côté belge : Arthus, Arlon, Namur, Liége.

Gares terminus : Longwy, Mézières, Charleville, Paris.

Commissaire spécial de police à la gare.

Médecins : 2 à Longwy-Haut et 4 à Longwy-Bas.

Pharmaciens : 2 à Longwy-Haut et 3 à Longwy-Bas.

Routes. — Route nationale d'Arlon (Belgique) à Longwy et Longuyon. Poste de douane à Mont-Saint-Martin.

Chemin de grande communication de Battembourg (Luxembourg) à Longwy. Poste de douane à Langlaville.

Poste sanitaire. — Le poste sanitaire installé à la gare de Longwy serait à proximité des deux bureaux de douane surveillant les routes à Mont-Saint-Martin et Langlaville. Un plan non reproduit ici indique le point où il serait placé.

VILLERUPT (Meurthe-et-Moselle ; 3.659 hab.).

De Longwy se détache une ligne qui aboutit à Thil, Villerupt et Micheville, localités industrielles très voisines de la frontière et habitées par une nombreuse population ouvrière. Cette situation doit appeler l'attention en cas d'épidémie.

A l'examen des cartes, la voie ferrée paraît se continuer avec les lignes luxembourgeoises; il n'en est rien : ces chemins de fer, comme les chemins de fer français aboutissent seulement à de grandes usines dont ils exportent les produits.

Audun-le-Roman (Meurthe-et-Moselle ; 541 hab.).

Gare. — Nombre des trains venant d'Allemagne : 4.
Nombre des voyageurs : 18.000 environ en 1904, soit en moyenne 50 par jour.
Provenance des voyageurs : Thionville, Luxembourg, Metz.
Gares terminus : Longuyon, Paris.

Routes. — Chemins de grande communication d'Aumetz et de Fontoy (Luxembourg) à Audun-le-Roman.

Batilly (Meurthe-et-Moselle ; 361 hab.).

Gare. — Nombre des trains venant d'Allemagne : 5.
Nombre des voyageurs : 24.000 environ en 1904, soit 65 en moyenne par jour.
Provenance des voyageurs : Metz.
Gares terminus : Verdun, Paris.

Mars-la-Tour (Meurthe-et-Moselle ; 657 hab.).

Route. — Route nationale de Metz à Verdun.

Pagny-sur-Moselle (Meurthe-et-Moselle ; 1.729 hab.).

Route. — Route nationale de Metz à Nancy. Bureau de douane à Arnaville, à 3 kilomètres de Pagny-sur-Moselle (dernière station avant Pagny).

Cours d'eau. Canal latéral à la Moselle. — Nombre des bateaux arrivant d'Allemagne : 289 en 1905.
Provenance des bateaux : Metz, Thionville, Trèves, Coblentz, Mayence.
Le bureau de douane est également à Arnaville.

Gare. — Nombre des trains arrivant chaque jour d'Allemagne : 11.
Nombre moyen des voyageurs : 40 par train, 450 par jour.
Provenance des voyageurs : Metz, où sont formés tous les trains dont quelques-uns seulement ont des voitures directes de Francfort.
Gares terminus : Nancy, Paris.

Poste sanitaire. — La visite des personnes suspectes serait faite dans le local qui sert de dépôt pour les petits bagages des douanes. Ces bagages seraient alors placés dans une partie de la grande salle servant d'entrepôt de bagages pour les douanes. Cette partie serait close par une cloison à claire-voie prolongeant celle qui ferme déjà un angle de cette salle. Cette cloison serait élevée aux frais de l'administration sanitaire.

Les baraques Dœcker seraient placées à l'endroit où était placée en 1892 la baraque d'isolement c'est-à-dire à droite du bâtiment n° 2, à 150 mètres environ de ce bâtiment. Cet emplacement est assez exigu mais il est le seul possible. Il est relativement isolé puisqu'il est bordé par un chemin peu fréquenté conduisant au cimetière, et, du côté opposé, par la voie ferrée. Il est accessible, du côté de la gare, sur le prolongement du quai où se ferait la visite des voyageurs et, à l'autre extrémité, par un chemin conduisant au canal. Il est question d'établir sur ce terrain des voies de garage mais cela n'empêcherait pas d'installer les baraques Dœcker au-dessus des rails. Il y a très peu de place disponible dans la gare de Pagny et cet emplacement paraît être le seul.

L'éloignement du canal de la Moselle constitue une complication mais non un empêchement absolu à l'établissement d'un poste unique pour la gare et le canal. Comme la navigation est en somme peu importante et que la distance entre les deux points n'est pas grande, le médecin irait à Arnaville pour visiter les bateaux; s'il y trouvait une personne suspecte, il pourrait soit repousser le bateau, soit le laisser venir jusqu'au niveau du poste près de la gare en le faisant surveiller pour empêcher les communications pendant le trajet. Cette surveillance serait d'autant plus facile qu'il n'y a pas de maisons ou tout au moins pas d'agglomérations sur le parcours.

VITTONVILLE (Meurthe-et-Moselle; 128 hab.).

Localité située en face de Pagny-sur-Moselle, sur la rive droite de la Moselle.
Route. — Route nationale de Metz à Pont-à-Mousson.

RAUCOURT (Meurthe-et-Moselle; 298 hab.).

Route. — Route départementale de Verny (Lorraine) à Noméný, tête de ligne d'une voie ferrée rejoignant à Pompey le chemin de fer de Pagny-sur-Moselle à Nancy.

MONCEL-SUR-SEILLE (Meurthe-et-Moselle; 732 hab.).

Gare. — Nombre des trains venant d'Allemagne : 4.
Nombre des voyageurs : 83 environ par jour.
Provenance des voyageurs : Vic, Château-Salins, Bensdorf, Sarreguemines, Sarrebourg.
Gare terminus : Nancy.

XURES (Meurthe-et-Moselle; 374 hab.).

Cours d'eau. Canal de la Marne au Rhin. — Nombre des bateaux venant d'Allemagne : en 1904 : 1.737, dont 1.387 chargés et 350 vides; en 1905 :

1.882, dont 1.774 chargés et 108 vides; au 15 mai 1906 : 559, dont 487 pleins et 72 vides.

Provenance des bateaux : Sarreguemines, Sarrebrück, Strasbourg, Mulhouse.

Marchandises transportées : houille, matériaux divers.

Les mariniers sont dans la proportion de 70 p. 100 des allemands, de 20 p. 100 des belges, de 10 p. 100 des français. Les mariniers allemands seraient plus propres que les mariniers français et belges.

Il n'y a pas de médecin à Xures. Il y a deux hôtels modestes mais suffisants. Télégraphe au bureau des ponts et chaussées du canal. Pas de bureau de poste.

Route. — Chemin de grande communication de Moussey (Lorraine), à Lunéville.

Poste sanitaire. — L'importance de Xures au point de vue de la batellerie, l'isolement et la difficulté d'accès de cette localité située à 22 kilomètres environ de Lunéville, l'absence de médecin résidant sont autant de motifs en faveur de l'établissement d'un pôste de deuxième ordre. Ce poste pourrait être établi sur un terrain appartenant aux ponts et chaussées, au bord du canal, près de l'écluse, du pont et de la route de Lagarde (Lorraine). Ce terrain est d'une superficie suffisante mais il est en pente; il faudrait le niveler en partie et probablement même placer quelques pilotis pour recevoir les baraques Dœcker.

Igney-Avricourt (Meurthe-et-Moselle : 996 hab.).

Gare. — Nombre des trains venant d'Allemagne : 14, dont un seul international, l'Express-Orient. Ce train est aussi le seul qui pénètre en France; les autres s'arrêtent à Avricourt où les voyageurs montent dans des wagons français. Cependant 4 trains comprennent des voitures directes venant de Munich, Baden-Baden, Heidelberg et un de ces trains a une voiture venant directement de Vienne.

Nombre des voyageurs : 300 en moyenne par jour pendant les sept mois d'hiver, avril compris; 800 pendant les cinq mois d'été, surtout pendant les mois de vacances.

Provenance des voyageurs : Strasbourg, Baden-Baden, Carslruhe, Heidelberg, Stuttgart, Munich, Vienne, Constantinople.

Gares terminus : Nancy, Paris.

Poste sanitaire. — Il serait installé dans une dépendance de la gare où l'isolement serait assuré dans de bonnes conditions.

Raon-sur-Plaine (Vosges; 466 hab.).

Route. — Chemin de grande communication de Schirmeck (Alsace) à Raon-l'Étape.

LUBINE (Vosges; 704 hab.).

Route. — Chemin de grande communication de Erlembach et de Trienbach (Alsace) à Saint-Dié.

GEMAINGOUTTE (Vosges; 252 hab.).

Route. — Route nationale de Schlestadt et Sainte-Marie-aux-Mines (Alsace) à Saint-Dié.

PLAINFAING (Vosges; 5.322 hab.).

Route. — Chemin de grande communication de Colmar (Alsace) à Saint-Dié par le col du Bonhomme (point frontière).

GÉRARDMER (Vosges; 8.811 hab.).

Route. — Chemin de grande communication de Munster (Alsace) à Gérardmer par le col de la Schlucht (point frontière).

VENTRON (Vosges; 1.469 hab.).

Route. — Chemin de grande communication de Thann (Alsace) à Cormont.

BUSSANG (Vosges; 2.067 hab.).

Route. — Route nationale de Thann (Alsace) à Remiremont par le col de Bussang.

LA CHAPELLE-SUR-ROUGEMONT (Territoire de Belfort; 554 hab.).

Route. — Route nationale de Fribourg à Belfort.

FOUSSEMAGNE (Territoire de Belfort; 476 hab.).

Route. — Route nationale de Mulhouse et de Dannemarie (Alsace) à Belfort.

PETIT-CROIX [1] (Territoire de Belfort; 267 hab.).

Gare. — Nombre des trains venant d'Allemagne et de Suisse: 15, dont 6 internationaux.

Nombre des voyageurs : en 1905 premier semestre 83.814; deuxième semestre 77.787, soit en moyenne, par jour, pour le premier semestre 460, et pour le second 427. Pour les premiers mois de 1906 le nombre moyen est de 465. Les trains rapides sont ceux qui amènent le plus de voyageurs.

---

(1) La gare se trouve en réalité sur la commune de Montreux-Château. Mais comme la première station de l'autre côté de la frontière s'appelle Montreux-Vieux, on a donné à la gare le nom de Petit-Croix pour éviter toute confusion.

Provenance des voyageurs : Mulhouse d'où partent 10 trains, Bâle et, par Bâle, l'Italie et l'Autriche.

Parmi les voyageurs on compte quelques groupes d'émigrants roumains ou originaires des Balkans arrivant par Bâle et se rendant en Amérique. Ils sont recrutés pour le compte de la Compagnie transatlantique.

Gares terminus : Lyon, Paris, Boulogne et Calais.

Route. — Chemin de grande communication se reliant à Montreux-Vieux (Alsace) à la route de Mulhouse et de Dannemarie à Belfort, situé entre le chemin de fer et le canal.

Cours d'eau. Canal du Rhône au Rhin. — Nombre de bateaux venant d'Allemagne : 200 en 1905 ; 280 en 1904.

Provenance des bateaux : Mulhouse et Sarrebruck (transportant de la houille), Hoffendorf (sur le Rhin), Wolksheim, Louisenthal, Relhangen.

Le bureau de douane, situé sur la commune de Montreux-Château, est à 1.800 mètres de la gare par la route (à 1.500 mètres par le sentier).

Poste sanitaire. — Le poste sanitaire devrait être placé à la gare où se fait le transit le plus important.

En 1892 il était installé dans une baraque assez éloignée de la gare (voir le plan), placée dans une prairie. Cette baraque a été transformée en écurie et elle est en si médiocre état que son aménagement demanderait du temps et coûterait cher. Des baraques Dœcker seraient donc à tous égards préférables.

L'emplacement qui paraît le meilleur se trouve derrière la halle de la petite vitesse, près du passage à niveau et du chemin qui va au canal.

Delle (Territoire de Belfort ; 2.518 hab.).

Gare. — Gare commune aux compagnies Paris-Lyon-Méditerranée et de l'Est.

Nombre des trains venant chaque jour de Suisse : 12 à savoir : 2 de Porentruy ; 10 du centre de la Suisse et de Zurich, dont un train de luxe venant de l'Engadine, un train express ayant une voiture venant de Milan et un wagon-lit venant de Vienne. Les trains de Zurich amènent des voyageurs de la haute Italie et aussi de l'Autriche, mais ces derniers en très petit nombre.

Nombre des voyageurs : 60.000 par an dont 54.000 pour la compagnie de l'Est et 6.000 pour la compagnie Paris-Lyon-Méditerrannée. Le mouvement est inégal suivant les époques. Il est très fort en été et aussi (bien qu'à un moindre degré) de décembre à février depuis l'ouverture des stations hivernales et l'organisation des sports d'hiver. Les périodes intermédiaires sont les moins chargées.

Émigrants. — Arméniens, juifs russes, roumains, italiens de la haute Italie, monténégrins, habitants du Tyrol autrichien. Leur nombre, qui va en augmentant, est de 800 en moyenne par semaine.

Pour les douze mois écoulés du 1er avril 1905 au 31 mars 1906, leur nombre a été de 33.422 se décomposant ainsi :

2e trimestre 1905	9.095
3e —	6.073
4e —	6.980
1er trimestre 1906	11.274

Ils arrivent en trains spéciaux, sont transbordés et repartent par de nouveaux trains spéciaux qui passent à Delle le jeudi soir. D'autres émigrants arrivent le vendredi matin et repartent par les trains ordinaires ; ils sont au nombre de 150 environ et sont d'une condition plus aisée que les précédents. En dehors de ces passages réguliers on voit exceptionnellement quelques convois de 50.

Ces émigrants sont expédiés au Havre, pour le compte de la Compagnie transatlantique, et à Cherbourg. Ils ne sont l'objet d'aucun examen sanitaire à Delle. En général très sales, ils transportent avec eux d'énormes ballots, notamment de linge sans aucune enveloppe.

Tous ces gens viennent de Bâle qui est le grand centre d'émigration. Ils sont envoyés par les agences Rommel, Zwilchenbart, Im Hersteg, Correcco et Sivio, Kaiser, de Bâle.

Les émigrants refusés au Havre et retournant dans leur pays reviennent isolément.

Route. — Chemin de grande communication de Porentruy à Belfort. Cette route longe la voie ferrée.

Poste sanitaire. — Non seulement l'emplacement choisi en 1892 doit être maintenu, mais la baraque construite à cette époque peut être utilisée à la condition d'être réparée et convenablement aménagée. Elle se divise en quatre pièces sans communication entre elles et dans lesquelles on accède par quatre portes situées sur deux des faces du bâtiment.

Cette disposition destinée à réaliser l'isolement absolu des malades, n'est pas heureuse parce que la surveillance des dits malades est presque impossible, surtout quand le mauvais temps rend difficile le passage de l'un à l'autre compartiment, ce passage ne pouvant se faire que par l'extérieur ; il serait donc préférable d'ouvrir des portes dans les cloisons de séparation. Il importe aussi de faire dès maintenant quelques réparations d'entretien alors même que la baraque ne devrait pas être prochainement utilisée. Car il serait regrettable de ne pas assurer sa conservation, étant donné l'état encore satisfaisant dans lequel elle se trouve (1).

(1) Ces améliorations et réparations ont été effectuées en 1906 conformément aux indications ci-dessus.

En outre de cette baraque il y aurait lieu d'installer à Delle deux baraques Dœcker au moins pour les émigrants qui devront être l'objet de mesures spéciales. Il est vrai que le nombre de ces voyageurs diminuerait à cause du choléra d'une manière sensible, mais leur exode ne cesserait tout à fait qu'au cas où la maladie s'étendrait à tous les pays d'où ils viennent ou qu'ils traversent, et dans ce cas la frontière serait non moins menacée.

Quant à la baraque qui abritait l'étuve et dont on a fait une écurie, elle ne peut qu'être démolie, solution réclamée d'ailleurs par la compagnie Paris-Lyon-Méditerranée. Comme les matériaux, planches et poutres, seraient en partie utilisables pour la construction d'un nouvel abri de l'étuve, j'ai demandé qu'ils fussent placés dans la grande baraque où leur conservation serait assurée.

En résumé, des postes seraient établis, suivant les besoins, dans les localités indiquées ci-après et divisés de la manière suivante :

TABLEAU I. — *Postes de premier ordre.*

POSTES SANITAIRES	SURVEILLANT :		
	UNE GARE	UN COURS D'EAU	UNE ROUTE
1° Baisieux (Nord)................	d°	»	d°
2° Feignies (Nord)................	d°	»	»
3° Jeumont (Nord)................	d°	d°	d°
4° Pagny-sur-Moselle (Meurthe-et-Moselle)....................	d°	d°	d°
5° Igney-Avricourt (Meurthe-et-Moselle)....................	d°	»	»
6° Petit-Croix (Territoire de Belfort).	d°	d°	d°
7° Delle (Territoire de Belfort).....	d°	»	d°

TABLEAU II. — *Postes de deuxième ordre.*

POSTES SANITAIRES	SURVEILLANT :		
	UNE GARE	UN COURS D'EAU	UNE ROUTE
1° Bray-Dunes-Ghyvelde (Nord)....	d°	d°	d°
2° Deulémont (Nord).............	»	d°	d°
3° Halluin (Nord)...............	d°	d°	d°
4° Tourcoing (Nord).............	d°	»	d°
5° Maulde-Mortagne (Nord)........	d°	d°	d°
6° Condé (Nord).................	»	d°	d°
7° Blanc-Misseron (Nord).........	d°	»	d°
8° Givet (Ardennes).............	d°	d°	d°
9° Longwy (Meurthe-et-Moselle)....	d°	»	d°
10° Xures (Meurthe-et-Moselle).....	»	d°	d°

TABLEAU III. — *Postes de troisième ordre.*

POSTES SANITAIRES	SURVEILLANT :		
	UNE GARE	UN COURS D'EAU	UNE ROUTE
1° Hondschoote (Nord)............	»	d°	d°
2° Godewaersvelde (Nord).........	d°	»	d°
3° Armentières (Nord)............	d°	d°	d°
4° Comines (Nord)................	d°	d°	d°
5° Grimonpont (Nord).............	»	d°	»
6° Watrelos (Nord)...............	d°	»	»
7° Bachy (Nord)..................	d°	»	d°
8° Vieux-Condé (Nord)............	d°	»	»
9° Bavai (Nord)..................	d°	»	d°
10° Anor (Nord)...................	d°	»	d°
11° Vireux (Ardennes).............	d°	»	»
12° Écouviez (Meuse)..............	d°	»	d°
13° Audun-le-Roman (Meurthe-et-Moselle)..................	d°	»	d°
14° Batilly (Meurthe-et-Moselle)....	d°	»	»
15° Moncel-sur-Seille (Meurthe-et-Moselle)..................	d°	»	»

Il y aurait donc :	Postes de premier ordre........	7
	— de deuxième ordre........	10
	— de troisième ordre.......	15
	TOTAL...........	32

En outre, les points suivants où passent des routes d'une certaine importance devraient être plus particulièrement signalés à l'attention de l'administration des douanes :

Oost-Cappel (Nord).
Werwicq-Sud (Nord).
Bettignies (Nord).
Vieux-Reng (Nord).
Marcigny (Nord).
Rocroy (Ardennes).
La Chapelle (Ardennes).
Gorcy (Meurthe-et-Moselle).
Mars-la-Tour (Meurthe-et-Moselle).
Vittonville (Meurthe-et-Moselle).
Raucourt (Meurthe-et-Moselle).
Raon-sur-Plaine (Vosges).
Lubine (Vosges).
Gemangoutte (Vosges).
Plainfaing (Vosges).
Gerardmer (Vosges).
Ventron (Vosges).
Bussang (Vosges).
La Chapelle-sur-Rougemont (Territoire de Belfort).
Foussemagne (Territoire de Belfort).

juin 1906.

TABLEAU

TABLEAU

INDIQUANT LA COMPOSITION DES POSTES SANITAIRES

DE PREMIER ET DE DEUXIÈME ORDRE

TABLEAU INDIQUANT LA COMPOSITION DES POSTES

POSTES SANITAIRES		PERSONNEL						
		MÉDECINS		INFIRMIERS		INFIRMIÈRES	MÉCANICIENS	CHAUFFEURS
		militaires.	civils.	militaires.	civils.			
Postes de premier ordre :	1° Baisieux	2	»	3 A	»	1	1	1
	2° Feignies	2	»	3	»	1	1	1
	3° Jeumont	2	»	3	»	1	1	1
	4° Pagny	2	»	3	»	1	1	1
	5° Avricourt	2	»	3	»	1	1	1
	6° Petit-Croix	2	»	3	»	1	1	1
	7° Delle	2	»	3	»	1	1	1
	TOTAL	14	»	21	»	7	7	7
Postes de deuxième ordre :	1° Ghyvelde	»	1	»	»	1	»	»
	2° Deulémont	1	»	2	»	1	»	»
	3° Halluin	1	»	2	»	1	»	»
	4° Tourcoing	»	2	»	»	1	1	1
	5° Maulde-Mortagne	»	2	»	»	1	»	»
	6° Condé	1	»	2	»	1	1	1
	7° Blanc-Misseron	»	2	»	»	1	1	1
	8° Givet	1	»	2	»	1	1	1
	9° Longwy	1	»	2	»	1	1	1
	10° Xures	1	»	2	»	1	»	»
	TOTAL	6	7	12	»	10	5	5
TOTAL GÉNÉRAL		20	7 E	33	»	17	12	12

SANITAIRES DE PREMIER ET DE DEUXIÈME ORDRE

COMMISSAIRE spécial.	SECRÉTAIRES	INTERPRÈTES	MATÉRIEL — BARAQUES DŒCKER grandes.	BARAQUES DŒCKER petites.	ÉTUVES à désinfection.	BACS de trempage	PULVÉRISATEURS	OBSERVATIONS
1	3	1	1	1	1	»	1	A Dont 1 caporal infirmier, 1 infirmier de visite et 1 infirmier d'exploitation.
1	3	1	B	B	1	»	1	B Bâtiment appartenant à la compagnie du Nord.
1	4	1	2	»	1	»	1	C Il y a déjà une baraque fixe.
1	3	1	2	»	1	»	1	D Il y aurait au début 4 lits d'hôpital par poste de premier ordre et 3 lits par poste de deuxième ordre.
1	3	1	1	1	1	»	1	E Ce nombre serait très probablement dépassé.
1	3	1	1	1	1	»	1	F Cinq petites baraques Dœcker resteraient disponibles dont une à Troyes, deux à Dôle et deux à Toul.
1	4	1	1 C	»	1	»	1	
7	23	7	8 D	3	7	»	7	
1	1	»	1	»	»	1	1	
»	1	»	1	»	»	1	1	
1	2	»	1	»	»	1	1	
1	3	»	1	»	1	»	1	
1	2	»	1	»	»	1	1	
»	1	»	1	»	1	»	1	
1	2	»	»	2	1	»	1	
1	1	»	1	»	1	»	1	
1	2	»	1	»	1	»	1	
»	1	»	»	1	»	1	1	
7	16	»	8	3	5	5	10	
14	39	7	16	6 F	12	5	17	

MELUN. IMPRIMERIE ADMINISTRATIVE. — Int. 1674-07, n° 278

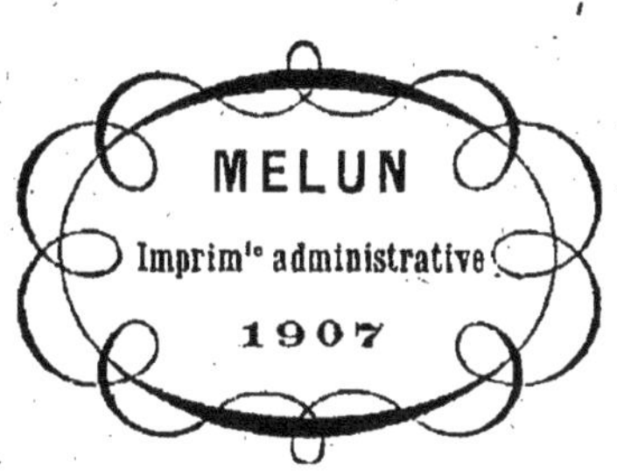
MELUN
Imprimie administrative
1907

www.ingramcontent.com/pod-product-compliance
Ingram Content Group UK Ltd.
Pitfield, Milton Keynes, MK11 3LW, UK
UKHW012300240726
13966UKWH00004B/1513